CONSIDÉRATIONS

PHILOSOPHIQUES et PRATIQUES

SUR LES

MALADIES DE LA MATRICE,

LES FLUEURS BLANCHES, LES PÂLES COULEURS, ET LA
SUPPRESSION DES RÈGLES, ETC.

Par le Docteur J. Meynard,

MEMBRE DE LA SOCIÉTÉ DE MÉDECINE DE PARIS,

XIIe ARRONDISSEMENT.

MÉDECIN DE LA PAROISSE St.-ÉTIENNE A TOULOUSE.

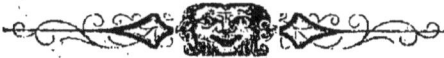

TOULOUSE,

TYPOGRAPHIE DE LAGARRIGUE, RUE DES BALANCES 47.

1844.

CONSIDERATIONS

PHILOSOPHIQUES

ET

PRATIQUES.

CONSIDERATIONS

PHILOSOPHIQUES et PRATIQUES

SUR LES

MALADIES DE LA MATRICE,

LES FLUEURS BLANCHES, LES PALES COULEURS, ET LA SUPPRESSION DES RÈGLES, ETC.

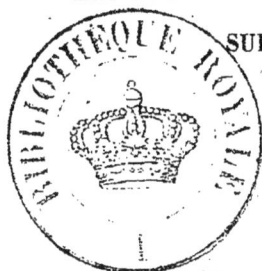

> « En exposant avec liberté mon sentiment,
> » j'entends si peu qu'il fasse autorité, que
> » j'y joins toujours mes raisons ; afin qu'on
> » les pèse et qu'on les juge...... »
> (J. J. Rousseau, Em.)

Par le Docteur J. Meynard,

MEMBRE DE LA SOCIÉTÉ DE MÉDECINE DE PARIS,

XIIᵉ ARRONDISSEMENT.

MÉDECIN A TOULOUSE.

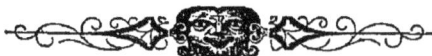

TOULOUSE,

TYPOGRAPHIE DE LAGARRIGUE, RUE DES BALANCES 47.

—

1844.

PREFACE.

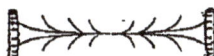

En formulant les principes généraux contenus dans cet opuscule, j'ai voulu prémunir les malheureuses victimes des cruelles affections de la Matrice contre les promesses mensongères des charlatans qui les exploitent, et leur démontrer à combien de circonstances se rattachent leurs souffrances, afin qu'elles voient l'abîme où leur crédule confiance les précipite, et qu'elles sachent qu'il n'est pas trop de toute la sagacité d'un médecin instruit, pour saisir l'ensemble des faits auxquels tient la douloureuse maladie qui compromet si gravement leur existence. Qu'elles fassent enfin justice de ces soi-disant spécifiques contre les *Flueurs Blanches*, les *Pâles Couleurs*, les *Cancers*, les *Ulcères de la Matrice*, etc. Trompeuses et coupables annonces ; chose dont elles seront convaincues, si elles prennent la peine de me lire. Elles verront que ces remèdes, ne pouvant agir que sur le phénomène le plus saillant, ne guérissent pas le mal, parce qu'ils n'en attaquent pas la cause.

Je suis, en outre, entré dans quelques développemens pour démontrer que la certitude de la médecine est fondée sur les mêmes bases que celle des autres sciences. Mon expérience journalière m'a convaincu de l'opportunité de cette protestation contre les sophismes des beaux esprits et l'ignorance et la cupidité des médicastres de bas étage. Puisse, faute de mieux, mon désir de leur être utile, mériter à mon œuvre la protection des intéressantes malades auxquelles je le dédie !

CONSIDÉRATIONS

PHILOSOPHIQUES et PRATIQUES

SUR LES

MALADIES DE LA MATRICE.

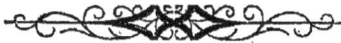

CHAPITRE PREMIER.

HIPPOCRATE avait démontré que les sens sont les principaux agens de nos connaissances ; *Aristote* faussa cette belle pensée en décidant qu'ils étaient les seuls instruments de nos idées. Aujourd'hui le temps et la raison ont sanctionné les vues du célèbre médecin, et fait justice du sensualisme étroit des péripatéticiens de tous les siècles, inauguré par le philosophe de stagire, et poussé dans ces derniers temps aux plus monstrueuses conséquences. Si les sens ne sont pas les seuls instrumens de la pensée, c'est par eux du moins que se révèle à nous le monde extérieur. Nous n'en connaissons que ce qu'ils nous en apprennent : la surface, l'écorce, le phénomène ; sa nature intime, son essence, sont inaccessibles pour nous. Ces phénomènes, ces modifications, voilà les objets de notre esprit, de notre observation. Ceci est vrai de toutes nos connaissances. Nous apprécions le fait, la cause nous échappe, à moins qu'elle ne soit secondaire, phénoménale.

Le chimiste dans son laboratoire, par le mélange de deux substances liquides, en obtient une solide. Il s'arrête au fait, l'apprécie, en ignore la cause, s'en console, et passe, sans plus de façons, à d'autres découvertes.

Le physicien, méditant sur la chûte des graves ; l'astronome contemplant ces mondes infinis qui parcourent avec tant de régularité leurs orbites immenses depuis tant de siècles, sont forcés de reconnaître qu'ils ignorent la cause des admirables phénomènes qu'ils observent. Le physicien et l'astronome sont-ils moins précis dans leurs calculs ? les lois de la cause inconnue sont-elles moins vraies ? les prédictions des éclipses moins exactes ? Puis la connaissance de cette cause en changerait-elle la nature ? serait-elle moins obligée d'agir en conséquence de sa nature ? agirait-elle autrement parce que nous la connaîtrions ? Il me serait facile de démontrer que pour toutes les sciences naturelles on est dans la même ignorance des causes premières des phénomènes ; a-t-on pour cela mis en doute l'utilité de la chimie, de l'astronomie, de la physique, de la botanique? etc.

Si toutes les sciences sont dans la même ignorance des causes premières dont elles s'occupent, et que cette circonstance ne nuise point à la croyance qu'on a en elles, pourquoi la médecine qui s'appuie comme elles sur les faits et l'observation, inspirerait-elle seule ce dédain affecté qu'on lui prodigue sans façon? Serait-ce parce que Montaigne ne l'aimait pas, et que Pascal, Molière, J. J. Rousseau, etc., ont prêté à cette aversion l'appui de leur grande renommée, aversion que des hommes qui n'ont de médecin que le titre, semblent autoriser? Mais pour un siècle qui se vante d'être logicien, des opinions ne peuvent point être des raisons. D'ailleurs, qui ne voit que les intelligences supérieures, comme les plus infimes d'autrefois et d'aujourd'hui, n'ont pu juger la médecine qu'à travers les contradictions des systèmes, et que l'on s'est mépris? La critique ne s'adressait qu'aux erreurs des médecins et non à l'art médical. J. J. Rousseau l'avoue, lorsqu'il s'écrie : qu'on me donne la médecine sans médecin. Nie-t-on les vérités chimiques, parce que jadis les chimistes cherchaient à transmuer les métaux? celles de la physique, parce que Thalès faisait naître toutes choses de l'eau? celles de

l'astronomie, parce que l'illustre Képler prétendait que
les planètes étaient maintenues dans le système solaire,
par une gaze imperceptible qui les enveloppait ?

Mais voici l'éternel argument, l'argument victorieux offert
avec une merveilleuse persistance par ces esprits universels
dont le vaste génie ne sut jamais rien ignorer, par cette
tourbe désignée de temps immémorial, sous la modeste
épithète de demi-savants; cet argument consiste à nous
opposer les nombreuses définitions de la vie, leur peu
d'accord qui semblait accuser les esprits éminents qui
les ont données, d'ignorance du principe des phénomènes
vitaux, ce qui, selon nos antagonistes, nous rend inca-
pables de remédier aux dérangements de la santé. J'avoue
que Bichat, Richerand, Cuvier, Ch. Morgan, etc., sont loin
de s'entendre sur l'idée de vie. Chacune de ces définitions
diffère; je dis plus, il n'y a pas deux médecins quien aient
exactement la même notion. Qu'on se rassure néanmoins,
ni ces grands hommes, ni aucun médecin instruit ne songent
aujourd'hui à définir le principe vital. Tous savent, ce que
devront apprendre nos adversaires, que les phénomènes
seuls auxquels donne naissance ce principe, peuvent être
l'objet de nos méditations; qu'en conséquence, les définitions sur la vie n'ont pu et ne peuvent être que des for-
mules consacrées à synthétiser le point de vue sous lequel
on les a envisagées. Leur variété ne peut donc être un argument contre ceux qui ignorent un principe qu'elles

n'avaient pas pour objet. Voyons si la connaissance de ce principe est aussi indispensable à l'art de guérir qu'on le prétend.

Si, comme tout le monde en est convaincu, les causes premières des faits dont s'occcupent toutes les sciences, sans en excepter une seule, sont inconnues, et que cette ignorance n'empêche pas les progrès que chaque science inscrit chaque jour dans ses archives; si en un mot la vraie science humaine n'est autre chose que le régistre des observations bien faites, et des inductions naturelles qui en découlent immédiatement, la médecine qui ne procède pas autrement étant une science à tous ces titres, peut acquérir la certitude des autres, et mériter par conséquent la même confiance, si l'application des résultats réels auxquels elle est parvenue, est faite par des hommes dignes de la haute mission de conserver la santé et la vie de leurs semblables.

Mais les conditions de vitalité sont toutes physiques, considérées dans les premiers linéamens des êtres vivants, et sont même resserrées dans d'étroites limites comparativement au volume de notre globe. C'est à peine si l'on compte plus de trois quarts de lieue de la plus grande profondeur des mers où l'on rencontre des êtres vivants, à la plus grande hauteur des montagnes où la vie est possible; moins d'une lieue sur un rayon de 1500 lieues! c'est-à-dire que les conditions indispensables à la vie ne dépassent pas l'épaisseur de parois de quatre kilomètres , d'une sphère creuse dans laquelle serait le globe terrestre. Dans la direction horizontale à la surface de la terre , les cercles polaires sont les limites où cessent toutes les formes sous lesquelles se manifeste la vie , par conséquent, les conditions sans lesquelles elle ne peut exister. Ces conditions sont sensibles et peuvent être l'objet de la méditation du médecin , sans qu'il puisse être accusé d'user son intelligence en de vagues conjectures. Il peut donc arriver, comme tous les observateurs, à des connaissances positives sur les conditions de la vie, et parvenir à les modifier, ainsi que leurs résultats, dans le sens que l'observation lui a démontré le plus favorable à la santé.

Les adversaires de la médecine sont donc au moins ridicules, d'exiger pour elle un autre genre de certitude que pour les sciences en général.

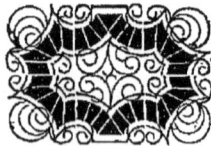

CHAPITRE II.

Considérations sur les Causes en général, et sur celles des maladies de la Matrice en particulier.

Les conditions de la vie étant toutes physiques, elles n'aboutissent qu'à des résultats physiques ou organiques, patents ; car que veut dire *tempérament*? un état particulier de l'organisation ; *Idiosyncrasie*? une disposition organique plus bornée encore ; *Ages*? les époques où se sont accomplies de profondes modifications organiques ; *Hérédité*? une autre manifestation organique avec cette circonstance qu'elle a été transmise par les parens ; *Prédisposition*? encore un état de l'organisme ; *Constitution*? une autre disposition spéciale des instruments de la vie. Les adjectifs qu'on joint à chacune de ses expressions en définissent les espèces. Il peut se faire que celles-ci dans le même individu concourent toutes à produire le même état pathologiqne ; ainsi le tempérament sanguin, une grande susceptibilité des poumons, le jeune-âge, une constitution énergique disposent à la pneumonie. Quoi-qu'exprimant une organisation particulière, le terme de prédisposition peut donc aussi à lui seul résumer toutes les autres dispositions organiques, lorsqu'elles concourent. Son acception dans ce cas devient moins restreinte que la leur.

Les modifications de l'organisme auxquelles on arrive en dernière analyse, en médecine pratique, sont souvent le résultat naturel du mouvement vital qui poursuit le développement d'un germe organique primordial. D'autres fois, l'effet des circonstances extérieures qui font grandir des germes qui eussent été comprimés, amoindris, si l'organisation primitive se fut librement développée; de même qu'en s'ajoutant à la prédominance organique, elles l'exa-gèrent jusqu'à la maladie; la transformant ainsi de simple prédisposition, compatible avec un certain degré de bien-être, en affection a normale. Dans cette transformation qui ne voit la continuation du mouvement vital initial? qui ne voit par conséquent une continuité d'actions de même nature, puisqu'il serait impossible que la modification fut semblable, si la cause modifiante cessait de l'être dans son résultat? la conséquence naturelle, la seule vraie, la seule possible, c'est que les causes de la prédisposition ou de la certaine prédominance vitale dont nous parlons, sont

de même nature que celles qui poussent, qui exagèrent
cette prédisposition jusqu'à la maladie. Mais qu'est ce
qu'une cause qui, agissant sur une prédisposition, en fait
une maladie? C'est une cause efficiente, déterminante,
occasionnelle, etc. Quel que soit le nom qu'on lui ait
donné, on n'en a pu changer la nature; or, cette cause
est et doit être identique à celles de la prédisposition, nous
venons de le dire. Donc les causes efficientes, détermi-
nantes, occasionnelles et prédisposantes sont de même
nature.

Cette conséquence qui sera probablement reçue comme
un paradoxe, me semble à moi depuis long-temps une profonde vérité, remarquablement étayée par les constans
succès des mêmes moyens thérapeutiques dans des cas
identiques. Elle consacre un axiome vrai : *la cause et l'effet
sont, et doivent être toujours égaux* ; si non une partie de
l'effet serait sans cause, ou bien une partie de la cause
serait sans effet, propositions également contradictoires,
ces deux choses étant corrélatives. Si ces vérités sont si
souvent méconnues des médecins, c'est qu'à côté des
axiomes qui les résument, s'en trouvent d'autres opposés,
absurdes sans doute, mais pour lesquels on a encore le
respect qu'inspire la caducité. *Petites causes, grands effets,*
répète-t-on à l'envi ; erreur énorme, provenant de ce que
des deux éléments indispensables pour obtenir un effet, on
se borne à ne considérer que la cause, en négligeant com-

plètement le sujet sur lequel elle s'exerce ; l'omission de
cette circonstance importante explique à la fois de bien
ridicules surprises et la fréquente application du sophisme :
post hoc, *ergo propter hoc*. Si beaucoup de praticiens
sont à l'abri de ce reproche, il en est trop encore qui le
méritent. Cependant en donnant plus d'attention aux organismes sur lesquels agissent les causes, on eût évité ces
erreurs et trouvé, comme moi, j'en suis certain, qu'une
cause qui détermine une maladie n'est que la continuatrice
d'une pareille cause qui avait cessé d'agir, et qui eût amené
la même maladie en prolongeant son action.

Cette identité d'effet, suite inévitable de l'identité des
causes, agissant dans des circonstances identiques, est prou-
vée par une immensité de faits. Qu'on interroge l'histoire,
les relations, les voyages, les recueils des observations de
tous les temps, on y verra mille exemples de l'action profonde des climats sur les êtres vivans, sur les hommes.
Toujours, lorsque les localités n'ont pas subi de changement,
elles impriment à l'organisation le même caractère. Depuis
le divin vieillard de Cos, jusqu'à l'immortel auteur de l'esprit
des lois, ces vérités furent senties ; de Montesquieu jusqu'à
nous, elles ont reçu d'observations plus précises, un nouveau lustre. On sait qu'un climat humide et froid dispose
et a toujours disposé aux scrophules, aux phtisies, aux
catarrhes, etc. Un climat sec et chaud, aux hémorragies,
aux inflammations, etc. Chaque constitution particulière

des climats, en un mot, dispose à un genre déterminé d'affections. Parlerai-je des constitutions médicales, objet de l'attention des génies de tous les siècles, et que la doctrine soi-disant physiologique a rayées de la science, comme trop gênantes pour le lit de procuste qu'elle inventa sous le fastueux nom de doctrine? Le choléra n'est-il pas endémique sur les bords du Gange, la peste sur les bords du Nil, la fièvre jaune aux Antilles, les fièvres intermittentes dans les marais Pontins et dans les localités analogues? L'habitant de la Zone Torride diffère énormement de celui des environs des Pôles ; celui de la Zone Tempérée, des deux autres. Ici fut le berceau des arts, des sciences; l'humanité y prit son essor vers la perfection indéfinie qu'elle poursuit depuis l'origine des choses. Ici naquîrent les instituteurs du genre humain ; d'ici jaillit la lumière sur les autres hémisphères, tout dans cette Zone favorisée y rappelle le génie de l'homme, éclatant témoignage des hautes destinées que Dieu dans sa profonde mansuétude lui réserva.

Cette merveilleuse parité de résultats dans des circonstances semblables, ressort éminemment encore des faits suivants. Le poisson et l'oiseau ne sont-ils pas *ajustés* aux élémens au sein desquels ils vivent? Les animaux destinés à vivre sur le sol, n'ont-ils pas une organisation spéciale? Les animaux et les végétaux de la nouvelle Holla e ont un cachet particulier ; leur organisation

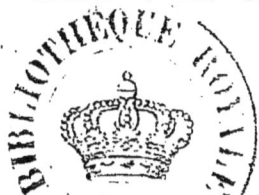

diffère beaucoup de ceux de l'ancien monde. Certaines plages produisent des plantes, des animaux, des insectes, des reptiles, des quadrupèdes inconnus aux autres contrées du globe. La Géologie nous fournit aussi son contingent de preuves. Partout où l'on trouve des espèces fossiles, qu'elles soient sous les glaces des pôles ou sous les feux de l'équateur, si elles appartiennent à des espèces actuellement vivantes, les investigations sur les terrains nous apprennent qu'aux époques où elles vivaient, ces parties du globe offraient à peu près les mêmes conditions que celles où se trouvent maintenant leurs analogues. On rencontre des fougères arbres, de dimensions sans exemples dans la végétation actuelle du globe; néanmoins les espèces les plus gigantesques, que nous ayons aujourd'hui, se rencontrent dans les lieux chauds et humides, circonstances qui existaient au temps où remontent les fossiles, dans des proportions, il est vrai, exagérées comme leurs productions. Chaque grande période de formation du globe nous révèle des organismes nouveaux, et les espèces existantes éprouvent de profondes modifications; à mesure que l'atmosphère et les eaux s'épurent, c'est-à-dire à mesure que l'on étudie les couches de l'écorce terrestre les plus rapprochées de nous, l'organisation se complique de plus en plus jusqu'à la surface, où nous trouvons l'homme qui couronne si dignement le grand œuvre de la création. Je remarquerai en passant que les résultats de la science

moderne se trouvent en harmonie avec la Genèse de
Moïse.

Donc tous les ordres de faits, pathologiques, Physiolo-
giques, physiques et géologiques, parlent le même lan-
gage ; tous sont l'expression de cette profonde vérité : *tou-*
jours la même cause, produit le même effet dans des cir-
constances semblables. Pour le médecin, ces circonstances
sont l'organisation et ses différens aspects. Etudions
d'après ces principes celles de ces modifications qui se
rapportent plus particulièrement aux maladies de la matrice.

A. *De l'Organisation Nerveuse.* — Si le tempérament
nerveux en général est très prononcé, une puissante innervation et une excessive sensibilité en sont la conséquence.
Ces circonstances paraissent être parfois localisées sur la
matrice, distinction importante pour la thérapeutique.
Une foule de causes sont capables de pousser le système
nerveux au-delà des limites compatibles avec la santé.
Elles provoquent conséquemment, par une action plus ou
moins éloignée, les affections dues à cette disposition organique; parmi elles il en est qui agissent directement sur l'u-
térus et semblent y localiser en quelque sorte cette disposition, comme tout ce qui est capable d'exciter cet organe.
D'autres malgré leur action locale retentissent puissamment
sur le reste de l'économie, l'affaiblissent, l'énervent, et
cette fâcheuse disposition réagit à son tour sur la matrice

pour en aggraver l'état ; ces causes sont, par exemple, l'excès, l'abus des plaisirs vénériens, et surtout cette affreuse habitude qu'ont beaucoup de jeunes personnes, de femmes mariées de tous les âges, de ces jouissances solitaires qui dégradent autant le physique que le moral, et finissent par laisser dans un corps languissant, perclus, une ame corrompue, une intelligence abrutie.

Toutes les choses capables de réveiller ou de porter dans l'imagination l'idée d'abuser des plaisirs qui devraient toujours être sanctifiés par le devoir, agissent encore, quoique d'une manière plus éloignée, mais pas moins certaine, sur le système nerveux : ce sont les images, les peintures, les lectures lascives, surtout ces romans par lesquels le cynisme le plus déhonté, sous des gazes assez transparentes, offre aux jeunes imaginations le tableau des plus dégoûtantes turpitudes par l'amorce perfide des charmes du style. Là se trouve le secret de ces langueurs, de ces inquiétudes, de ces pâles couleurs, et le dirai-je ? de ces suicides qui se multiplient d'une manière si effrayante chez les jeunes filles. Là une foule d'affections de l'utérus ont leur principe, et l'aliment qui les entretient et déroute si souvent l'homme de l'art, qui néglige les considérations morales. Les conversations licencieuses, la fréquentation des lieux de plaisir, les bals, en un mot tout ce qui peut exciter aux jouissances physiques vient encore fortifier ce que les lectures n'ont que trop bien gravé dans l'esprit.

Les passions sont un nouvel aliment à la prédominance nerveuse ; elles sont une source intarissable d'éxagérations qui jettent le système dans une agitation continuelle et finissent par en produire la douloureuse susceptibilité. Elles sont généralement le résultat de l'éducation ; car naissant sans passions, nous apportons une aptitude organique seulement. L'ame, entée sur le corps attend pour s'extérioror, qu'il soit développé par le concours des habitudes physiques et morales. Leur harmonie, les bonnes mœurs qu'une saine éducation grave dans notre ame, décident de notre bonheur, de nos bons et de nos funestes penchans, et des terribles conséquences que nous déplorons. Bien diriger l'éducation morale est donc encore aujourd'hui le problème social le plus important. Il est en ce moment tout palpitant d'actualité sous le nom d'enseignement. Notre conviction est que sa solution se trouve dans l'application intelligente des principes d'une religion établie pour la repression de nos pernicieuses aptitudes, et dont le but est de rendre l'homme digne des hautes destinées auxquelles l'appelle la providence.

Je ne présenterai point ici la longue liste des passions capables de sur-exciter le système nerveux ; je me bornerai à dire que les passions vives qui exaltent l'imagination, sont l'occasion des affections aïgues de la matrice ; que les passions tristes sont plutôt les agens des affections chroniques de cet organe. Les unes irritent, les autres énervent, affaiblissent le système ; les unes et les autres établissent une plus grande susceptibilité, ayant deux sources différentes, qu'il faudra s'appliquer à distinguer pour le succès des moyens thérapeutiques qu'on lui opposera. Pour réussir à modifier avantageusement, pour la santé, l'organisation nerveuse, on devra donc, d'après les détails précédens, savoir : si elle est le résultat d'un état primitif, ou de l'action des causes physiques, ou d'habitudes licencieuses, ou bien des passions, ou de toutes ces causes ensemble.

B. *Organisation Sanguine.* — Cet aspect de l'organisme en s'exagérant par le simple progrès de la vie, développe parfois un état pléthorique dont la transformation amène une inflammation de l'utérus. Celle-ci peut donc être considérée, sans outrer l'analogie, toutes les fois qu'on la rencontre, comme l'anormalisation du tempérament sanguin, et les causes qui la produisent, comme les continuatrices de celles qui ont établi ce tempérament. Les principales sont : un climat chaud et sec ou froid et sec, les vents d'Est, les alimens trop nourrissans, trop chargés de condimens irritans, les boissons spiritüeuses, les coups ou les meurtrissures directes, les fatigues excessives, etc. Leur effet est d'autant plus énergique, qu'elles agissent sur une jeune femme, une matrice très irritable etc. Toutes les causes capables de développer l'inflammation utérine sont excitantes ; cette observation

confirme nos idées sur l'identité de nature de la cause
et de l'effet.

C· *Organisation Lymphatique.* — Dans cette disposition de l'organisme qui semble être le partage des femmes ; les maladies marchent lentement d'une manière
sourde, obscure, presqu'à l'insu de la patiente. Le progrès
n'en est sensible souvent qu'au moment où existent les
plus graves désordres, d'autant plus terribles qu'ils ont
pu être plus long-temps ignorés.

Ce fait organique primordial s'anormalise sous l'influence des choses débilitantes, telles que les pays froids
et humides, un air infecté, corrompu, le défaut d'inso-
lation, le manque d'alimens nourrissans, leur mauvaise
qualité, trop peu substantielle, trop peu excitante, une
vie trop sédentaire ; les évacuations excessives, etc. Ces
causes agissent avec une énergie plus marquée aux appro-
ches de l'âge critique. Elles sont, comme on le voit,
opposées à celles de l'organisation précédente.

D· *Affections Concomitantes.* — La chaîne sympa-
tique qui unit tous les élémens de l'économie, établit
entr'eux des relations de souffrances et d'affections.
Cette influence réciproque des organismes du corps humain formulée par Hippocrate, a servi d'appui à la plus
informe création systématique des temps modernes, la
doctrine physiologique. Celle-ci a prétendu que ce *Con-
sensus* avait pour origine et pour but l'irritation, et pour

remèdes ceux de cette forme maladive. De cette erreur
énorme sont sorties les plus affligeantes conséquences. C'est
assez dire que nous entendons autrement la sympathie. Nous
reconnaissons nous qu'il peut exister plusieurs maladies
à la fois, et de nature différente, sur le même individu;
que toutes peuvent influencer celles de la matrice, et
celles-ci réagir à leur tour sur les autres, sans qu'on puisse
toujours les ramener à l'une d'elles comme point de départ.
Cette manière de comprendre est on ne peut plus importante
pour la guérison des affections utérines. L'insuccès punit
toujours les préconisateurs des méthodes les plus ration-
nelles en apparence, mais oublieux de ces principes sans
lesquels toute prescription est plus nuisible qu'utile. Parmi
les maladies concomitantes à celles de la matrice qu'on a
observées, je citerai : les épidémies bilieuses (Stoll),
des irritations intestinales (Ziegert), des irritations des
mamelles, la cachexie, le scorbut, les pléthores sanguines
et séreuses, les affections du cœur, la syphilis, etc. Ces
concomitances de lésions nous mettent dans l'obligation
de porter nos investigations sur toutes les fonctions, d'interroger tous les organes, *même à propos d'une maladie
utérine*, autrement les funestes méprises qui signalent
la pratique d'un grand nombre de guérisseurs, attendent
tous ceux à qui une coupable inattention fait omettre ces
importants préceptes.

E· *Suppressions et Métastases.* — Les observateurs de tous les temps fournissent des faits sur les dangers des déplacemens des maladies, du tarissement d'écoulemens établis depuis long-temps et auxquels la nature s'était habituée. Sanctorius reconnut que la leucorrhée augmente quand la transpiration diminue; la pratique journalière confirme ce fait. Bien souvent les affections utérines ont été aggravées par la suppression des hémorroïdes, des règles et d'autres hémorragies. Celles des lochies, du lait, d'une diarrhée, d'un séton, d'un cautère, en un mot, la suppression de toute espèce d'écoulemens peut devenir une des causes de ces affections, de la leucorrhée entr'autres. La répercussion d'affections dartreuses, exanthématiques, rhumatismales, goutteuses, d'ulcères, etc., est dans le même cas. La gravité de ces faits ressort d'elle même, ainsi que les résultats funestes auxquels on expose les malades, en les omettant, et les terribles mécomptes du médecin qui les ignore.

F· *Monde extérieur.* — La femme est dans d'incessantes relations avec ce qui l'entoure, et doit sa santé à certains rapports entre cet entourage et sa propre organisation. La dose d'efforts de celle-ci est déterminée. Passé certaines limites, l'harmonie est rompue, l'action du monde extérieur l'emporte et la santé n'existe plus. L'art consiste à donner en quelque sorte la mesure de la force que peut déployer un individu, et à apprécier le genre d'agens auxquels il doit succomber ; ceux auxquels il résistera , et ceux qui sont capables de rétablir l'équilibre normal. La puissante influence des circonstances extérieures se fait sentir dans la *localité Toulousaine* , lorsque souffle le vent d'*Autan* ; les affections utérines s'éxaspèrent. La connaissance du genre d'influence des localités , des constitutions climatériques sur les maladies de la matrice, nous conduit au choix de celles qui conviennent le mieux à la nature d'affection que nous avons à combattre. Nous lui opposerons sûrement alors les plus favorables à la guérison. Il devient donc indispensable d'ajouter cet ordre de faits aux précédens, pour avoir une notion plus complète de l'étiologie des maladies utérines.

En réunissant aux six ordres de causes que nous venons d'étudier, l'*Occlusion* de la matrice et de ces annexes, leur vicieuse conformation , nous aurons indiqué les promoteurs les plus ordinaires des affections de cet organe.

C'est ici le lieu de remarquer que la plus grave , la plus puissante cause des *Ulcères* , des *Cancers* et des effrayans progrès des autres affections utérines qui conduisent les femmes à la mort, par les plus longues et les plus cruelles angoisses, c'est leur trop grande réserve ; au début de ces maladies ; ce sont les difficultés qu'elles opposent aux investigations du médecin, sous l'inspiration d'une inintelligente pudeur. Ce palladium de la moralité a droit à tous nos respects, à tous nos hommages ; celles qui s'en font un titre à nos égards, nous les honorons. Mais que les femmes comprennent que c'est manquer aux plus saints devoirs, ceux d'épouse et de mère, que de compromettre une existence qu'elles doivent à leur famille, pour des scrupules, louables en toute autre circonstance, mais qui dans ce cas deviennent coupables ; car à l'origine des maladies de la matrice, il se débat presque toujours une question de vie de souffrances, et de mort prématurée.

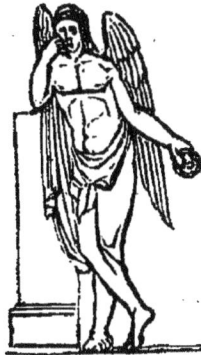

CHAPITRE III.

---

*Considérations sur la symptômatologie des maladies
de la Matrice.*

L'aspect sous lequel s'extériorent ces maladies, n'en ex-
prime pas toujours la nature, et sans parler de ces fièvres
insidieuses qui faisaient le désespoir de l'illustre Dehaen.
Beaucoup d'affections de la matrice se manifestent avec un
cortège symptômatique, à peu près semblable, qui les fait
confondre par les médicastres s'arrêtant aux ressem-
blances, à travers lesquelles néanmoins, le médecin instruit, saisit le caractère propre à chacune

Des deuleurs sourdes, gravatives, lancinantes, aux différens points de l'hypogastre, aux reins, s'étendant aux
aines, aux cuisses, autour du bassin ; le sentiment de bal-
lottement d'un corps, d'un poids, vers le pubis, lors de
la marche ; des inquiétudes ; des défaillances, des douleurs

à l'estomac ; l'inappétence, désirs d'aliments de haut
goût, acides, épicées, etc., les phénomènes de la fièvre,
une douleur persistante à l'occiput, sont communs à
plusieurs affections utérines. La métrite se distingue du
rhume de la matrice ou *flueurs blanches*, par l'absence
de l'écoulement qui suit celui-ci, la dysménorrhée par la
périodicité de ses signes ; la ménorrhagie par l'écoulement sanguin extraordinaire, l'aménorrhée par la néga-
tion complète de toute menstruation.

Lorsque ces maladies revêtent la forme chronique, il se
joint à leur symptômes habituels une profonde détérioration
de la constitution, l'exaltation de l'innervation, la mélan-
colie, les plus funestes pensées préoccupent les femmes,
le suicide, etc.

On observe alors ces graves désorganisations appelées
hypertrophies simples et œdémateuses, avec induration
ou tubercules ; les squirrhes, les cancers, les polypes.

Souvent les affections utérines se transformant, sont
causes mutuelles les unes des autres. La métrite donne
naissance à la leucorrhée et à la métrorrhagie, celle-ci aux
flueurs blanches, toutes à la chlorose, à la dysménorrhée et à l'aménorrhée ; ces deux dernières ne sont parfois
qu'un symptôme des autres affections. Les diverses ano-
malies de la menstruation les accompagnent toutes.

L'ouvrage récent de l'un de nos plus célèbres chirur-
giens (M. Lisfranc), contient une contradiction des plus

graves sur l'étiologie de la chlorose, à la page 340.
» il pense que les femmes dont la constitution est dété-
» riorée, ne sont pas en général réglées, » et page 350,
il cite un cas de chlorose à la suite de laquelle les règles
se supprimèrent, d'où il faudrait conclure que la chlorose
et la suppression des règles tiennent à l'appauvrissement
de la constitution. Cependant notre illustre auteur émet,
à la page 356, l'idée que la chlorose peut avoir pour principe la *cessation des règles*, flagrante contradiction. Pour
nous ces deux états ont leur commune cause dans la
faiblesse générale de l'organisme ; les preuves de cette
assertion abondent. Cabanis, Desormeaux, M. Fou-
quier, etc., ont observé la chlorose sur des hommes ;
Sauvages et Tissot sur des enfants ; ici elle n'a pu être
l'effet de la cessation des règles. Puis toutes les causes des
pâles couleurs sont débilitantes, leurs moyens de guérison,
des fortifiants. Il est donc évident que la *chlorose* ou les
pâles couleurs tient à une faiblesse générale de l'économie.

Ces détails nous montrent combien il est essentiel d'apprécier les coïncidences, pour ne pas se méprendre sur
la signification des symptômes, et prendre une disposition
primitive, génératrice de toutes les autres affections pour
un effet secondaire sous la dépendance de celle-ci. Cette
grande attention aux phénomènes morbides, permet de
distinguer les cas où l'affection utérine est purement
locale, de ceux où elle s'irradie, se généralise depuis long-

temps. Cette distinction est très importante en thérapeutique.

Il importe grandement encore au praticien de discerner les cas où ces affections sont *critiques* et servent d'*émonctoires*, afin d'éviter les graves accidents venant des tentatives faites pour leur guérison. On doit alors respecter les affections utérines, et depuis des siècles, l'art devrait être fixé à cet égard, car Fernel, G. Baillou, G. P. Nenter, N. Pœchlin, Gardien, Blattin, MM. Lagneau et Lisfranc, etc,. insistent sur la nécessité de cette circonspection surtout dans le cas d'affections viscérales. Croirait-on que, malgré ces enseignemens séculaires auxquels s'ajoutent les observations continuelles des praticiens attentifs, on ait à déplorer tant de funestes accidens que provoquent chaque jour des hommes qui n'ont de médecin que le titre?

La persistance des maladies de la matrice vicie profondément l'innervation ; on observe des phénomènes nerveux sous les formes les plus variées. Des maladies de l'organe, l'hystéralgie, l'hystérie, la manie désignée par le terme d'érotomanie, dont les accès sont caractérisés par l'oubli de toute convenance et de toute espèce de pudeur, en rendent les malheureuses victimes un objet de honte et d'horreur pour elles-mêmes.

La nature de cet ouvrage ne me permettant pas de donner les détails circonstanciés des phénomènes des maladies de la matrice, je me bornerai à rappeler qu'ils

. s'offrent à nous sous trois formes principales : inflamma-toire, nerveuse, et faiblesse générale ou localisée à l'organe utérin. C'est assez dire que je laisse aux médecins le soin de les apprécier et que je ne veux pas grossir la liste déjà énorme des œuvres menteuses qui promettent à ceux qui les lisent, les connaissances nécessaires pour employer avec succès les moyens curatifs de l'art de guérir. Ne saura-t-on jamais que, si la médecine existe indépendem-ment des médecins, *il faut être médecin pour appli-quer sans danger et avec succès les ressources de la mé-decine* ?

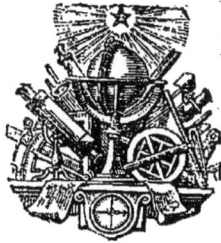

CHAPITRE IV.

Considérations sur la Thérapeutique des maladies de la Matrice.

Guérir est le but des constans efforts de l'art médical. Ses succès dépendent de la connaissance des causes des maladies, et de la manière d'être des maladies elles-mêmes; ses vues se portent naturellement vers l'appréciation de ces deux importantes circonstances. Les bien connaître est le premier pas vers la solution du problème pathologique qu'offre toute lésion. C'est à quoi serviront les principes établis au chapitre des causes que nous avons considérées, quel que fut leur nom, comme des aspects différents d'un principe unique lorsqu'elles arrivaient à un même résultat. Cette vérité reçoit un nouveau lustre des constans succès des mêmes agens thérapeutiques contre ces résultats, lorsqu'ils sont semblables. A cet égard, nous dirons que l'on fait une étrange confusion dans les ouvrages de thérapeutique, lorsque l'on appelle cet *effet* des médicamens, leur *action* ; celle-ci nous l'ignorons, personne n'a pu se flatter encore d'avoir suivi les molécules médicamenteuses à travers les filières de l'organisme, et nous raconter ce qui se passe entr'elles et les molécules organiques. Nous n'en connaisions que le résultat à la manière des chimistes, avec cette différence entre eux et nous, qu'ils parviennent à saisir la nature du fait offert à leur investigation ; ils opèrent sur une *nature morte*, tandis que nous l'ignorons, nous qui observons une *nature vive*. Un autre résultat dont l'essence échappe à notre observation, c'est la maladie. Cependant les Magendie, les Bouillaud, etc., prétendent que la médecine n'atteindra sa perfection qu'au temps où nous l'aurons saisie. Tranquillisons-nous pourtant malgré cette sentence des maîtres. L'essence, comme ils l'entendent, n'est pas la chose à laquelle nous faisons allusion ; ils parlent des élémens premiers du corps humain, des parties microscopiques, des formes, des dispositions de l'anatomie infinitésimale, ce qui ne sera jamais, quelque nom qu'on lui donne, qu'interroger le *cadavre,* et nous, nous parlons de la vie. La conséquence nécessaire des raisonnemens précédens, c'est que nous ignorons l'action intime des médicamens et la nature intime des maladies, quoiqu'en disent les ouvrages où ces expressions sont prodiguées avec une rare profusion ;

elles sont là, comme ailleurs, vides de sens. Que faire à cela? il faut bien se résigner à ignorer l'essence des choses, puisqu'elle est au-dessus de notre portée, et à avouer cette ignorance. Nous utilisons tous les jours, l'or, l'argent, le fer, en un mot, tous les corps de la nature sans en connaître l'essence. Connaîtrions-nous celle des maladies? en faudrait-il moins étudier la marche des phénomènes morbides, l'effet de nos méthodes de traitement pour l'enrayer, et ramener la santé où existe la maladie? Puisque nous serions dans cette obligation, nous ne retirerions pas un grand avantage de cette connaissance qui ne nous dispenserait nullement de recueillir les faits, de suivre les affections dans leurs diverses transformations. En conséquence, nous pouvons nous consoler d'ignorer l'essence des maladies, puisque cette ignorance ne nuit en aucune façon à la certitude du traitement approprié à la lésion contre laquelle on le dirige. Si après cet aveu nous paraissons moins savans, si nous semblons déserter les brillantes théories où tout s'explique au gré de la présomption de leurs auteurs, nous trouverons de précieuses compensations dans les cures nombreuses que nous vaudra l'attention à suivre scrupuleusement l'expérience, et les lois positives de la nature vivante.

Agir sur les causes, est, avons-nous dit, une des conditions du succès en médecine pratique, les détruire ou s'y soustraire, sont les deux moyens qui s'offrent à la

pensée pour en éviter l'influence. L'observation seule peut
nous guider dans le choix des élémens capables de nous
conduire à ce but. Celui donc qui aura le plus observé
et recueilli de faits sur les maladies de la matrice, sera le
plus apte à le faire; ce choix porte sur des objets bien variés,
qui exigent une grande sagacité de la part de celui qui
s'impose la mission de guérir ces maladies. On distingue
d'abord les causes externes si improprement appelées
choses non naturelles, dont, suivant leur nature, l'action
aggrave les constitutions sanguines, nerveuses et lympha-
tiques ; elles indiquent de placer les malades dans des
circonstances opposées, en changeant de localité ou de
climat quand cela est possible, ou bien de les combattre
par les choses qui leur sont opposées, sans obliger les
malades d'affections utérines à se déplacer. La méthode
devra comprendre, en outre, les agens thérapeutiques pro-
pres à modifier les dispositions organiques elles-mêmes.
Pour le tempérament sanguin , ils seront tous de l'ordre
des débilitants. Pour le tempérament lymphatique, de
l'ordre des fortifiants. Pour le tempérament nerveux , de
l'ordre des narcotiques ou des antispasmodiques. La méthode sera mixte, lorsque ces dispositions se combineront
sur la même malade; elle devra aussi embrasser les
affections concomitantes qui peuvent chacune exiger des
moyens divers ; il faudra apporter une attention particulière à ces coïncidences , qui ont sur les affections

utérines une influence si pernicieuse. On ne doit pas ici s'en laisser imposer, comme il arrive trop souvent, par le système des irradiations, qui, dans sa myopie incurable, ne voit qu'un centre d'où jaillissent, en quelque sorte, les diverses lésions; cela peut être quelquefois, mais comme cela est plus rare qu'on le pense communément, il s'agit de bien soigneusement déterminer les cas. Une autre circonstance très importante qui doit être comprise dans la médication, c'est la prédominance de certains phénomènes morbides, qui composent ordinairement le cortège des maladies de la matrice; son influence pouvant vicier tout l'organisme, il faut, avant tout, s'occuper de la combattre. Devons-nous omettre dans nos méthodes de traitement les faits relatifs aux suppressions d'écoulements anciens auxquels l'organisation est habituée? les répercussions d'affections chroniques? certainement non. Le praticien doit en faire l'objet de ses méditations, et tenter de les rappeler ou de les reproduire, ou du moins de les remplacer, si les deux premières indications offrent trop de danger; j'ajoute qu'il faut savoir parfois *les respecter*. Vient enfin la sixième principale indication qui doit s'offrir aux réflexions du médecin occupé de la guérison des affections utérines, je veux parler de ces affections mêmes. Celles-ci peuvent offrir trois aspects principaux : L'inflammation, la Débilité et la Nervosité. Chacun exige une médication spéciale, qui devient mixte lorsqu'ils sont combinés ; et se modifie encore s'ils sont à l'état chronique. Souvent alors des ulcérations, des cancers demandent les secours de la chirurgie.

Fidèle à ma résolution, je n'entrerai dans aucun développement sur les différentes méthodes, ni sur le choix des médicamens ; c'est aux médecins à les apprécier. Ces détails démontrent, je l'espère, que quelle que soit la méthode de traitement, elle doit comprendre une multitude d'éléments, et que la thérapeutique de n'importe quelle maladie de la matrice ne se résume pas en quelques *secrets ou recettes*, qui n'ont qu'une action bornée. — Mais que toute bonne médication doit embrasser toutes les circonstances coïncidant avec les affections utérines : les causes externes, les dispositions organiques, les maladies concomitantes, les suppressions ou métastases, les lésions de l'organe utérin, objet principal du traitement. De ces généralités aux applications, suivant l'infinie variété des tempéraments, il y a un abîme... que *le médecin qui s'est occupé d'une manière spéciale de ces affections,* peut *seul* combler.

Comment d'après ces considérations trouver des expressions de blâme assez énergiques, contre ces prôneurs et inventeurs de remèdes, dont les apologies à tant la ligne, inondent les journaux ? N'est-il pas honteux, à notre époque de lumières, de voir le bon sens si indignement outragé, et la crédulité si audacieusement exploitée par le charlatanisme!.. Jusques à quand croira-t-on sur parole tout individu se disant possesseur de remèdes infaillibles! contre *les Flueurs Blanches, les Pâles Couleurs, les Cancers et les Ulcères, etc., de la matrice ?* Le public voudra-t-il enfin s'éclairer ; et comprendre qu'une médication remplissant les indications nombreuses des affections utérines peut seule promettre la guérison. Qu'il n'y a parconséquent pas de *remèdes spéciaux* pour ces affections, que les substances revêtues de cette épithète ne font que masquer momentanément les phénomènes les plus apparents, tels que les écoulements blancs ou rouges , etc. , et que leur emploi, tout en aggravant le mal, fait perdre un temps précieux à la guérison radicale. C'est ainsi qu'après les plus cruelles souffrances, tant de malheureuses femmes sont conduites vers la tombe !!. On sera convaincu de cette vérité, si l'on réfléchit à la rapide exquisse que nous avons tracée des causes et des circonstances, qui concourent à produire et à entretenir la plus légère affection de la matrice.

Ici finit la tâche que je m'étais imposée ; heureux si je puis, en les prévenant , préserver quelques malheureuses victimes de la cupidité des charlatans, et les soustraire à la cruelle existence que leur font ces hommes sans probité et sans conscience. J'aurai retiré de mon travail la plus précieuse recompense.

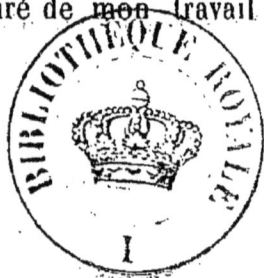

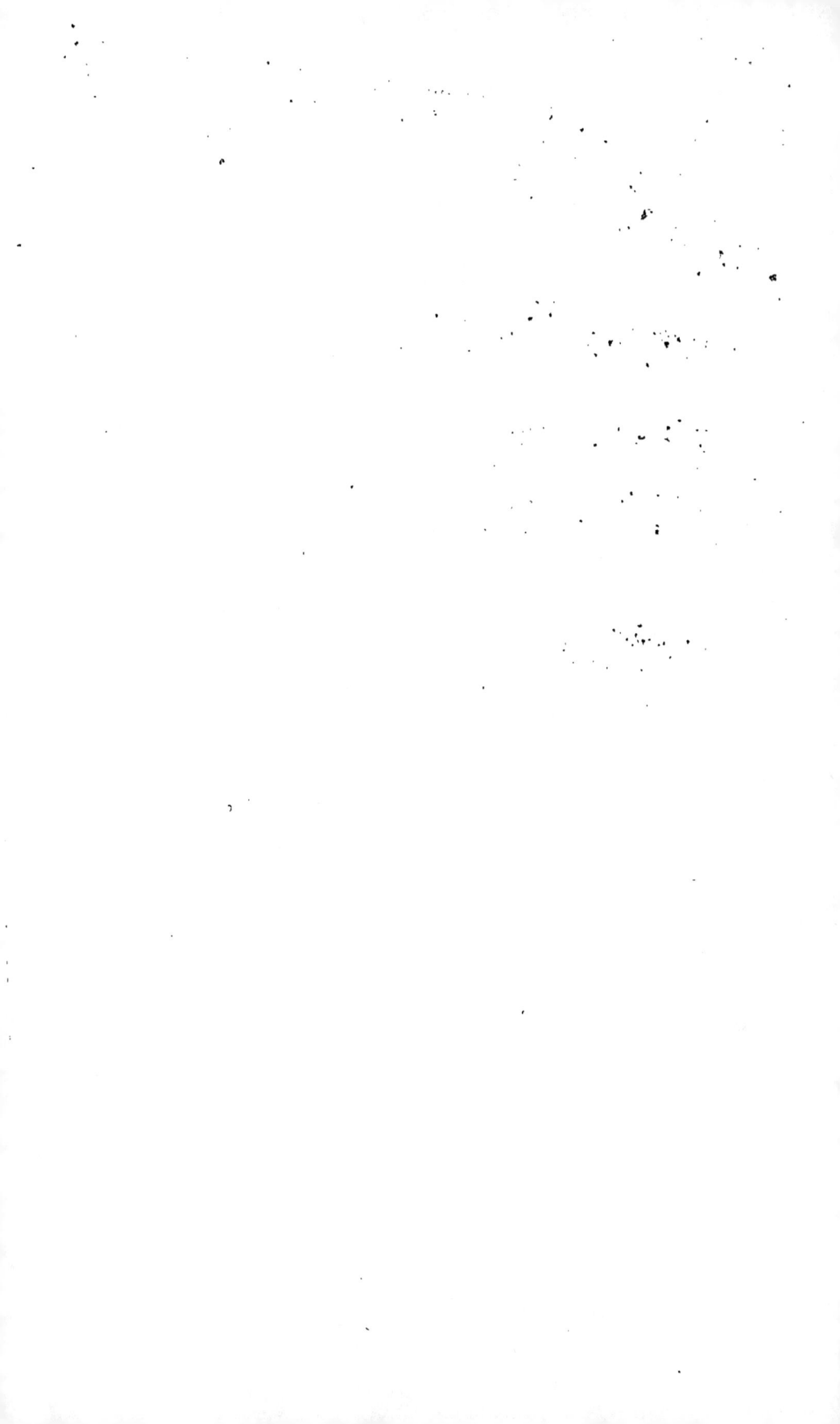

www.ingramcontent.com/pod-product-compliance
Lightning Source LLC
Chambersburg PA
CBHW071439200326
41520CB00014B/3748